AF336426

MÉMOIRE
SUR LES AVANTAGES
QU'IL Y AUROIT
À CHANGER ABSOLUMENT
LA NOURRITURE
DES GENS DE MER.

Par M. Poissonnier Desperrières, Chevalier de l'Ordre du Roi, l'un de ses Médecins ordinaires, Médecin de la Grande Chancellerie & de la généralité de Paris, Inspecteur général des Hôpitaux de la Marine & des Colonies.

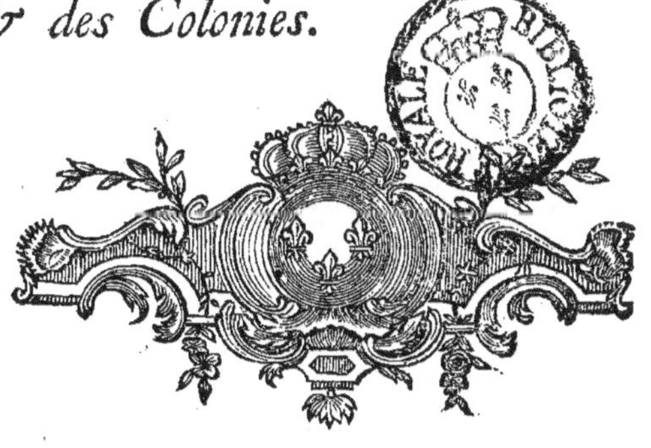

A PARIS,
DE L'IMPRIMERIE ROYALE.

M. DCCLXXI.

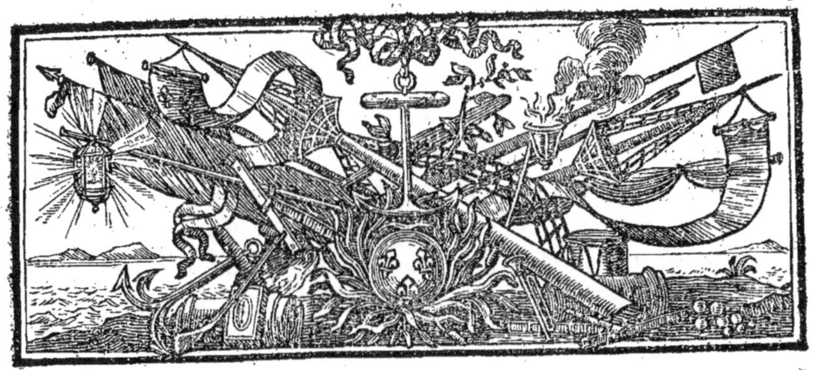

MÉMOIRE

Sur les avantages qu'il y auroit à changer absolument la nourriture des Gens de mer.

JE crois avoir prouvé dans mon Traité des maladies des Gens de mer, que les salaisons dont les Matelots font usage, sont la principale cause du scorbut & des autres maladies qui les affligent. Les Médecins & les Chirurgiens sont pénétrés de cette vérité, & les Officiers de la marine en paroissent convaincus; mais ce n'est pas assez, il faut encore qu'elle frappe les personnes dont l'autorité peut seule opérer avec plein succès une réforme avantageuse à l'humanité, & par conséquent précieuse à l'État.

A ij

Pour établir la néceſſité de cette réforme, j'employerai plus de faits que de raiſonnemens : les faits portent la conviction dans l'eſprit, & terraſſent le préjugé ; les raiſonnemens les plus ſolides, combattus par des raiſonnemens ſpécieux préſentés avec art, ne produiſent plus que des doutes & des incertitudes. Il n'appartient qu'à l'expérience de les diſſiper victorieuſement.

On convient généralement que les ſubſtances animales, quoique ſalées, ſont ſuſceptibles d'une dégénéreſcence viſible, qui ne peut qu'accélérer la tendance qu'ont à la décompoſition, toutes les liqueurs du corps humain ; ceux qui ne ſe nourriſſent que de ces ſubſtances, ſont néceſſairement plus expoſés que les autres hommes à ces maladies putrides, pour leſquelles j'ai tant recommandé le régime végétal. Il ſeroit donc eſſentiel d'introduire parmi les Matelots, l'uſage ordinaire d'alimens propres à écarter le ſcorbut, maladie cruelle qui fait un ſi grand nombre de victimes. La Nature offre des ſubſtances d'une qualité, non - ſeulement plus ſalubre, mais même plus agréable que celles qui juſqu'ici ont obtenu la préférence, & qui méritent l'excluſion. Le régime végétal, enſeigné par la raiſon, avoit déjà pour lui d'heureuſes épreuves ; mais de nouveaux faits viennent d'en conſtater la bonté d'une manière ſi frappante, qu'il n'eſt pas poſſible de ſe refuſer à l'évidence, & qu'elle doit entraîner tous les ſuffrages pour changer la nourriture des Matelots.

M. de Marnieres, commandant en 1758 le vaiſſeau l'*Achille*; M. le Comte de Graſſe, le *Zéphir*; & M. Dumas, la frégate la *Syrène*; ces bâtimens ayant tenu des croiſières très-longues devant l'île Sainte-Hélène, tous leurs équipages furent attaqués de ſcorbut à un très-haut degré, les Maîtres même & quelques Officiers n'en furent pas exempts. On relâcha à la baie des Saints, mais ces vaiſſeaux ayant été obligés d'en partir, avant que les équipages fuſſent rétablis, & les viandes manquant entièrement, on fut obligé de s'approviſionner de riz pour retourner en France : cette ſeule nourriture rendit la ſanté aux équipages, malgré la longueur de la traverſée, entrepriſe dans une ſaiſon avancée.

En 1757, M. Hocquart, commandant la frégate la *Dryade*, fit pluſieurs croiſières très-longues ſur les côtes de Salé ; ce bâtiment reſta près d'un an armé avec le même équipage ; tous les malades, & ceux qui jouiſſoient d'une bonne ſanté, à l'exception néanmoins des premiers mois, furent preſqu'entièrement nourris avec du riz, dont on s'étoit approviſionné en Eſpagne ; & cette nourriture fut ſi ſalutaire, que le Commandant ne perdit pas un ſeul homme de ceux qui compoſoient l'équipage de ſon bâtiment.

En 1764, M. le Comte de Braquemon commandant la frégate la *Therpſicore*, après avoir croiſé fort long-temps ſur les côtes de Salé, il ſe trouva dans ſon équipage plus de trente ſcorbutiques, qui furent guéris à la mer par l'ufage du riz, des légumes fecs, des pruneaux & d'un peu de miel; cet Officier eut la fatiffaction de remmener fon équipage en France bien portant & fans avoir perdu un feul homme de près de trois cents, après une campagne de fept mois, dont fix paffés à la mer. M. de Braquemon & M. de Baraffé l'aîné, furent tellement frappés des avantages qui pouvoient réfulter de cette manière de nourrir les Matelots, qu'ils crurent devoir en informer la Cour.

En 1759, l'efcadre de M. le Comte d'Aché manquant de provifion de toute efpèce, tous les équipages ne fubfiftèrent, pendant près de trois mois, qu'avec du riz cuit à l'eau, fans autre affaifonnement. Le vin, le bifcuit, la farine & les falaifons manquoient abfolument, & les Matelots furent réduits à l'eau & à une très-petite quantité d'eau-de-vie de riz; malgré cela, M. le Breton, Chirurgien-major, & plufieurs autres perfonnes de l'efcadre, ont affuré que les équipages ne s'étoient point reffentis de cette difette apparente, & qu'à un peu de répugnance près que les Matelots avoient d'abord montré pour cette nourriture fade, on ne pouvoit rien dire qui ne fût à fon avantage.

En 1764, M. de Linière commandant en retour le vaiffeau le *Salomon*, armé à Rochefort, & deftiné pour aller à la Nouvelle-France; fon équipage fut attaqué pendant la traverfée de diverfes maladies, & principalement du fcorbut. Les approvifionnemens ordinaires pour les malades ayant manqué, on fut obligé de les nourrir uniquement avec du riz; ils se rétablirent promptement & si bien, qu'ils reprirent tous le service du vaisseau jusqu'à leur arrivée à la Nouvelle-Orléans.

Ajoutons à ces exemples des faits encore plus récens & qui confirment tous les autres. M. Martel de Nantes, ayant armé en 1767 le navire le *Doyard* pour l'Inde, mit tout son équipage à l'usage du riz & des substances légumineuses dont il s'étoit abondamment pourvu par mon conseil; malgré les mauvais temps qu'il essuya à la mer pendant sept mois, il relâcha à l'île de France sans avoir perdu un seul homme, & même sans avoir eu aucun malade à son bord, quoique son équipage fût de cent vingt hommes; évènement unique, & jusque-là sans exemple. Les vaisseaux de la Compagnie des Indes, le *Comte d'Argenson* & le *Berryer*, arrivés le même mois dans la même île, & qui n'avoient tenu la mer que cinq mois, mirent cent quatre-vingts malades dans les Hôpitaux, & en perdirent quarante; telle fut l'extrême différence du sort de l'équipage du *Doyard*, & de ceux des deux autres vaisseaux. Peut-on l'attribuer à une autre cause, qu'aux salaisons dont les bâtimens de la Compagnie avoient été approvisionnés selon l'ancienne méthode, & au régime végétal que le Capitaine du *Doyard* avoit fait observer sur son bord!

On voit donc que ce régime est en même-temps un des meilleurs remèdes que l'on puisse employer dans les maladies des Gens de mer. Nous en avons eu

A iiij

tout récemment une autre preuve à laquelle on ne sauroit ne se pas rendre : de trente Matelots attaqués de maladies graves & vives dans la frégate l'*Écluse*, aucun n'a péri, & ils ont eu pour tisanne & pour nourriture, l'eau de riz ou de gruau, à laquelle on a joint seulement de temps à autre du miel & quelques aigrelets laxatifs, tels que les pruneaux. Or une substance aussi efficace dans la curation des maladies putrides des Matelots, n'en sera-t-elle pas visiblement le préservatif le plus assuré ! Ce dernier fait vient à l'appui d'une vérité bien connue des Médecins, mais qui ne l'est pas assez du public ; que le bouillon à la viande doit être proscrit dans tous les cas où l'alkalescence des humeurs est marquée : Un exemple que nous avons sans cesse sous nos yeux, étayeroit encore cette proposition si elle en avoit besoin. Plus de deux mille forçats condamnés dans le port de Brest aux travaux les plus pénibles, exposés toute l'année aux intempéries de l'air & aux pluies qui sont très-fréquentes dans ce pays, résistent à toutes leurs fatigues, quoiqu'ils ne soient nourris que de très-gros pain & de légumes secs qui ont souvent fait campagne ; & ce qu'il y a d'important à observer, c'est qu'ils ne sont jamais attaqués du scorbut, que lorsqu'ils sortent des Hôpitaux où ils sont nourris avec de la viande fraîche. Que de motifs pour rendre sensible la nécessité d'une réforme dans la manière dont on nourrit les Matelots à la mer ! Le plus puissant, sans doute, est la conservation d'une claſſe d'hommes ſi rare & ſi précieuſe à l'État. Cette conſidération ſuffiroit ſeule pour déterminer le Gouvernement, mais il en eſt d'autres encore qui ne ſont pas moins dignes de ſon attention.

Tout le monde ſait que nous ſommes obligés de tirer les ſalaiſons de l'Étranger, d'où naît le double inconvénient, de lui payer par-là une ſorte de tribut, & de dépendre de lui dans une partie eſſentielle à la célérité des armemens.

L'avantage qu'il trouve dans cette branche de ſon commerce avec nous, eſt d'autant plus fort que les ſalaiſons ſervent auſſi à alimenter nos Colonies du Vent, où l'on n'a pas aſſez de bœufs pour fournir de la viande fraîche à tous les habitans.

Quand les vues que je prends la liberté de propoſer, n'auroient pour objet que de conſerver dans le royaume les ſommes dont nous enrichiſſons nos rivaux, la politique ne balanceroit pas à les adopter. Mais l'utilité de ce projet patriotique & économique ne ſe borne pas là; une diminution dans la dépenſe des approviſionnemens fera le fruit de ſon exécution. Les prix des ſubſtances farineuſes & légumineuſes ſont bien au-deſſous de celui des viandes ſalées; qu'une partie du produit de cette épargne ſoit employée à l'achat des ingrédiens propres à les aſſaiſonner, on en fera des mets infiniment plus agréables au goût des équipages que ceux que peuvent fournir les ſubſtances animales dont on les nourrit: nous en avons déjà des exemples, & il eſt facile de les multiplier.

Les approvifionnemens en fubftances farineufes &
légumineufes ont encore, fur les viandes falées, l'avantage de fe conferver très-long-temps à la mer fans
s'altérer: c'eft fur-tout dans le fervice des Hôpitaux que
l'ufage de ces fubftances fe trouve lié à l'intérêt de l'État,
par le prompt rétabliffement des malades, & par leur
confervation; un régime très-difpendieux, inutilement
fuivi, pour la curation d'un grand nombre de gens de
mer, atteints de maladies putrides, va nous en donner
une nouvelle preuve.

En 1760, la dépenfe pour les hôpitaux de l'efcadre
de M. de Blénac à Saint-Domingue, pendant un féjour
de quatre à cinq mois dans cette île, monta à plus de
cinq cents mille livres: une dépenfe fi forte, démontre
aux yeux de tous, que les intentions du Gouvernement
font pleines de bonté & d'humanité, & qu'elles tendent
au plus grand bien, fans égard à la dépenfe; mais les
moyens les plus coûteux, ne font pas les plus efficaces:
on ne négligea aucun de ceux dont une pratique plus
charitable qu'éclairée crut pouvoir fe fervir pour le
foulagement des malades & des convalefcens; outre
deux livres de viande fraîche pour chaque homme, on
fourniffoit journellement une volaille pour fept hommes,
& ce régime fi bon en apparence fut fecondé par des
foins affidus, & par ce qu'on appelle des douceurs
de tous les genres: malgré cela il périt près d'un tiers
des équipages; & ce qui fait clairement connoître,
par un contrafte frappant, qu'une fi grande perte fut

bien moins caufée par la force & l'intenfité du mal,
que par la qualité des alimens & la nature des fecours,
c'eft que vingt-fix hommes de la même efcadre, atteints
de la même maladie, rembarqués à bord de la frégate
la *Calipfo*, commandée par M. de Rofnevet, fe rétablirent parfaitement à la mer, par le traitement fagemènt
raifonné de M. Herlin Chirurgien de cette frégate ; au
lieu de les fatiguer de remèdes, il fe contenta de les
mettre au riz pour principale nourriture, de leur donner
quelquefois des pruneaux, & de permettre aux convalefcens quelques morceaux de volailles, dont ils furent
redevables à la générofité du Capitaine, celles qu'on
avoit deftinées aux malades ayant été fubmergées ; on
leur donnoit auffi quelques verres de bon vin, & les
convalefcens avoient à leur déjeûné une orange douce,
du vin, un peu de fucre & de bon pain.

L'efcadre de M. de Laiguilles, compofée de trois
vaiffeaux de guerre, dépenfa pour les hôpitaux parti-
culiers qui furent établis à Rio - Janeïro, fept cents
mille livres en deux mois & demi, dans un pays où
les fubftances animales ne font pas à un prix bien
haut ; malgré cette dépenfe, on perdit beaucoup de
monde, tandis que les malades qui étoient auffi nombreux dans l'efcadre de M. de Marnières fe rétablirent
tous à la mer avec du riz, & à très-peu de frais.

M. Meffier, Chirurgien de la Marine, étant alors
au fervice d'Efpagne, confeilla à M. Duguain, commandant le vaiffeau le *Jéfus-Maria-Jofeph*, qui partoit du

Pérou pour revenir en Europe, de préférer aux viandes ſalées, un approviſionnement de légumes ſecs de toute eſpèce ; cent quatre-vingts hommes d'équipage, & pluſieurs Paſſagers, n'eurent point d'autres nourritures, la traverſée fut de ſix mois, & le Capitaine ne perdit pas un ſeul homme.

On peut encore ſur cet objet citer, le témoignage de M. le Chevalier Fouquet ; il a vu un des vaiſſeaux de l'eſcadre de M. le Duc d'Anville, nommé le *Lariſſon*, ſauvé par vingt ſoldats de Marine, qui s'étoient garantis du ſcorbut, ſi univerſel dans cette eſcadre, pour s'être privés par économie, autant que par goût, de toute ſalaiſon, & pour n'avoir vécu que de légumes ſecs, & de biſcuit, avec la ration ordinaire de vin, & la ſoupe de l'équipage.

Des faits ſi nombreux & ſi bien conſtatés, pourroient-ils laiſſer l'ombre de doute ſur la néceſſité de changer la nourriture des Matelots, & ſur les grands avantages que préſente la nourriture végétale ! On ne ſauroit trop en étendre l'uſage, non-ſeulement parmi les gens de mer, mais encore parmi les troupes de nos Colonies. Quoi de plus inconféquent que de nourrir des Soldats avec des viandes ſalées, dans des pays très-chauds, où toutes les humeurs tendent à l'alkaleſcence, & à une acrimonie putride ! Ces ſortes d'alimens n'ont-ils pas déjà atteint les premiers degrés d'une dépravation, qui ne peut que ſe continuer dans les vaiſſeaux de l'économie animale ! Quel déſordre n'y cauſent pas

infailliblement des fubftances indigéftes & viciées, quand
on en fait fa nourriture ordinaire! Les farineux & les
légumineux feront au contraire une reffource affurée
contre les maladies qui enlèvent dans nos Colonies
un fi grand nombre d'hommes précieux: je n'ignore
pas quelle eft la force de l'habitude & du préjugé,
mais peuvent-ils être de quelque poids quand il s'agit
du falut & de la confervation de l'efpèce humaine?
Si l'on croyoit cependant devoir quélqu'égard au
préjugé & à l'habitude; s'il fembloit plus convenable
de les détruire pied à pied par la conviction, que de
les renverfer tout d'un coup par l'autorité, on peut
ne pas exclure d'abord toutes falaifons de l'approvi-
fionnement des Matelots, mais feulement en diminuer
beaucoup l'ufage; ils s'accoutumeront infenfiblement,
& même affez promptement à une nourriture incompa-
rablement plus faine, & finiront par préférer le régime
végétal à tout autre, pourvu qu'en leur procurant les
moyens de le varier par divers affaifonnemens, on
prévienne une trop conftante uniformité, qui pourroit
produire la répugnance & le dégoût.

Voici ce que je propofe pour y parvenir.

Le Dimanche & le Jeudi à dîner.

La moitié de la ration ordinaire de lard, & quatre onces
de riz pour chaque homme.

Le Lundi & le Vendredi.

Cinq onces de riz à dîner par chaque homme, affaifonné
avec une demi-once de fucre & un peu de gingembre.

Le Mardi, le Mercredi & le Samedi à dîner.

Six onces de lentilles affaifonnées avec des oignons confits au vinaigre, le fel & une demi-once d'huile, ou fix onces de fèves blanches, ou fix onces de pois.

Les foupers feront compofés, comme à l'ordinaire, avec cette différence, qu'au lieu d'huile d'olive, on donnera pour affaifonner la foupe, une once d'ofeille préparée au beurre *.

Dans les cas où l'on ne pourra pas donner la foupe à l'équipage, on y fubftituera la ration de fromage, ou deux onces de miel.

On voit que je fupprime les trois repas de morue, & deux de viande falée.

L'acquifition de ces denrées ne fera ni difficile, ni difpendieufe; leur plus grande confommation en augmentera la culture dans le royaume, & rendra plus floriffante cette branche du commerce intérieur; les affaifonnemens font tellement combinés avec les alimens, qu'en flattant le goût, ils concourent au même but, & l'atteignent par leur affociation, d'une manière tout-à-la-fois plus fûre & plus agréable, que par l'ufage qu'on en feroit féparément. On ne peut douter que la Marine marchande ne faififfe avec empreffement une pratique qui réunira les trois objets les plus importans pour la Navigation; une économie dans la dépenfe de

---

* *Nota.* Dans les cas où l'on ne pourra pas préparer l'ofeille au beurre, on ajoutera à la foupe des oignons confits au vinaigre.

leurs approvifionnemens, la facilité d'en prévenir l'alté-
ration, la confervation des forces, de la fanté & de la
vie des Matelots; & comme la Marine marchande eft
l'école où ils fe forment pour la Marine royale, ils
pafferont dans les vaiffeaux du Roi tout accoutumés
à un régime dont ils auront éprouvé les plus heureux
effets.